みるみる見える **超入門**

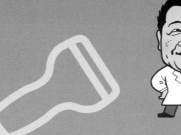

Dr.高橋の
運動器エコー
技🔰塾

髙橋 周 東あおば整形外科 院長

株式会社 新興医学出版社

Introduction to Musculoskeletal Scanning: A Guide for the Complete Beginner

Written by
Shu TAKAHASHI

© First edition, 2019 published by
SHINKOH IGAKU SHUPPAN CO. LTD., TOKYO.
Printed & bound in Japan

はじめに

　2001年に秋田大学整形外科の先輩である皆川洋至先生（現在，城東整形外科副院長）と運動器エコーを始めました．当初，エコー機器のデモをお願いしてもメーカーに断られ続けていましたが，Sonic Japanの松崎正史社長からSonoSite®180というポータブルマシンを紹介され，毎日の診療にエコーを使い始めました．当時は，テキストもほとんどなく，日常診療中に描出できなかった部位があると，解剖実習の場にエコーを持ち込み，確認を繰り返す日々を過ごしていました．2007年からは，気仙沼市立病院へ転勤し，外来診療に使うだけでなく，上肢手術のほとんどをエコーガイド下神経ブロックで行いました．2012年に故郷の仙台で東あおば整形外科を開業してからは，手術の代わりに，エコーガイド下インターベンションを用いた積極的保存療法を行っています．以前から，運動器エコーを教えて欲しいという要望をいただくことが多くあり，『運動器エコー技塾』（命名者は松崎社長）と命名したラーニングセンターを院内で立ち上げました．松崎社長には『運動器エコー技塾』の運営やハンズオンのインストラクターも務めていただき，今までの6年間に全国や海外から100名を超える受講者に来ていただきました．また，仙台へお越しになることができない方々のために，『運動器エコー技塾』サテライト講演を毎年全国10数ヵ所で行い，今までに通算66回（約1,700名 受講）開催しました．本書は『運動器エコー技塾』のハンズオントレーニングで用いられてきた資料をまとめたテキストです．運動器エコーをマスターするためには，正常のエコー解剖をきちんと理解することが大切です．運動器エコーのビギナーは，エコー画像のどこを見てよいかがわからないことが多いので，代表的な部位の正常エコー画像の横に認識すべき部位（パターン）をイラストにして掲載しました．運動器エコーを始める際の参考となれば幸いです．また，本書の発行のためにご尽力いただいた新興医学出版社の林峰子さん，下山まどかさん，この場を借りて心から御礼申し上げます．

2019年1月

髙橋　周

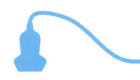

目次

1章 運動器構成体の見え方
1. 骨 …… 1
2. 骨端線 …… 2
3. 筋肉 …… 3
4. 腱 …… 5
5. 靱帯 …… 9
6. 硝子軟骨 …… 11
7. 線維軟骨 …… 13
8. 末梢神経 …… 14

2章 肩関節の見え方
1. 前方走査 …… 16
2. 上方走査 …… 18
3. 後方走査 …… 20

3章 上腕の見え方
1. 前方走査 …… 21

4章 肘関節の見え方
1. 上腕骨 …… 22
2. 関節部 …… 22
3. 内側側副靱帯 …… 26
4. 肘部管 …… 27
5. 外側上顆部 …… 29
6. 橈骨骨幹部近位 …… 30

5章　手関節〜手指の見え方

1. 伸筋区画 ... 31
2. 手関節 ... 35
3. 手指（掌側） ... 38
4. 手指（背側） ... 42

6章　膝関節〜下腿の見え方

1. 膝関節（前方走査） ... 44
2. 膝関節（内側走査） ... 48
3. 膝関節（外側走査） ... 50
4. 膝関節（後方走査） ... 51
5. 下腿（前方走査） ... 53
6. 下腿（後方走査） ... 54

7章　足関節の見え方

1. 足関節 ... 59
2. 外側走査 ... 62
3. 内側走査 ... 66

1 運動器構成体の見え方

1 骨

図1 正常骨（外果）

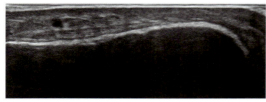
(A) B-mode 像

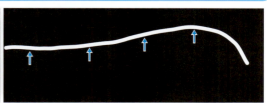
(B) シェーマ

矢印：骨皮質

- 骨はエコービームをほとんど通さず，反射させる．このため，骨表面の情報は非常に豊富だが，骨内や骨より深部の観察は困難である．
- 骨表面が高輝度の線状像として描出される（図1）．
- 骨には特徴的な隆起や陥凹があり指標（bony landmark）となる．
  再現性のあるエコー画像を描出するために bony landmark が重要である．
- ▶ **プロービングテクニック**：疼痛の部分や骨表面の圧痛部を中心にプロービングする．骨表面に垂直にエコービームがあたるようにプロービングし，骨表面がシャープに描出されるようにプローブの方向を微調整する．
- ▶ **骨病変の描出**：骨表面の輪郭の途絶，乱れ，血腫（初期は低エコーを呈するが，時間が経過すると高エコーへ変化する），骨棘などを探す．

図2 骨折（鎖骨骨折）

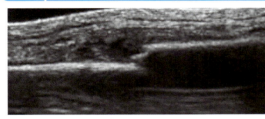
(A) B-mode 像

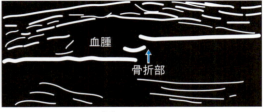
(B) シェーマ

- ▶ **骨折のエコー像**：骨折では骨表面の輪郭の途絶，その周囲に血腫が観察される（図2）．

1 運動器構成体の見え方

2 骨端線

図3 | 骨端線損傷（腓骨遠位部）

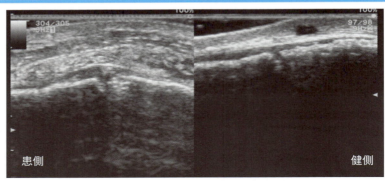

(A) B-mode 画像

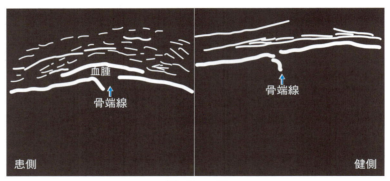

(B) シェーマ

- 成長期には，骨幹端と骨端の間に骨端線と呼ばれる軟骨が存在する．このため骨表面の連続性が骨端線部で途切れる（図3）．
- **プロービングテクニック**：骨端線部を主として長軸方向でプロービングする．
- **骨端線部病変の描出**：骨端線部では骨表面エコーが途絶するがこの途絶の間隔を健側と比較する．骨端線部の浅層に血腫が存在するかを観察する．
- **骨端線損傷のエコー像**：骨端線損傷例では骨端線部の開大や，血腫の形成が観察される（図3）．

3 筋肉

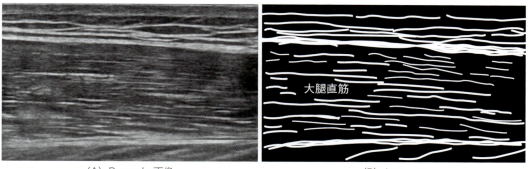

図4 紡錘状筋（大腿直筋長軸像）
（A）B-mode 画像　　（B）シェーマ

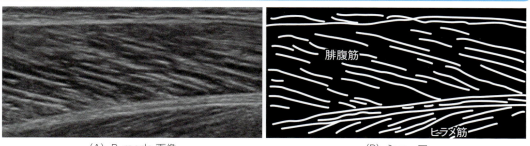

図5 羽状筋（腓腹筋長軸像）
（A）B-mode 画像　　（B）シェーマ

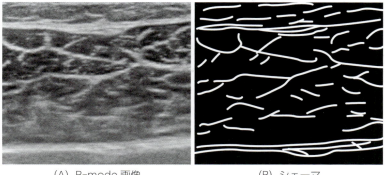

図6 筋の横断像
（A）B-mode 画像　　（B）シェーマ

- 筋肉を構成する最小単位が筋線維（筋細胞）である．筋線維の集合体を筋束（筋周膜に包まれている）と呼び，筋束の集合体が筋（筋外膜と筋膜に包まれている）である．筋線維の方向が"張力方向"に平行な紡錘状筋（図4）と，筋線維が腱に向

1 運動器構成体の見え方

かって一定の角度（羽状角）で収束する羽状筋（図5）がある．
- 筋外膜，筋膜，筋周膜は高エコー像，筋束は低エコー像で描出される（図6）．
- 萎縮筋は筋束が細くなることにより全体的に高エコーを呈するようになる．

図7 下腿パノラマ（長軸像）

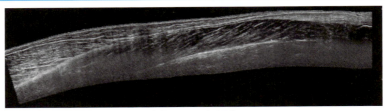

(A) B-mode画像

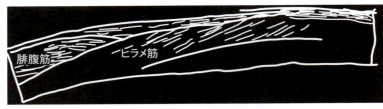

(B) シェーマ

▶ **プロービングテクニック**：疼痛の部分や圧痛部を中心にプロービングする．病変の範囲がプローブ幅を超える場合は左右2画面表示を用いた合成画像や，パノラマ画像を用いると病変の全体像が把握しやすくなる（図7）．

▶ **筋病変の描出**：低エコーで描出される筋束のエコー輝度の変化，筋外膜，筋膜，筋周膜の途絶，不整に注意して描出する．羽状筋では羽状角を健側と比較する．

図8 大腿直筋損傷（長軸像）

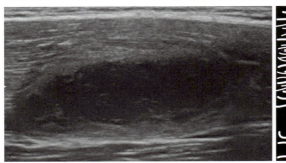 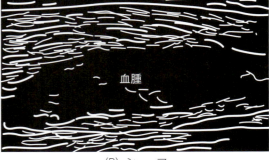

(A) B-mode画像　　　　　　　　　　(B) シェーマ

▶ **筋損傷のエコー像**：筋断裂には自家筋力によって生じる肉離れと外力によって生じる筋挫傷がある．長軸・短軸両方で筋束や筋周膜の途絶，血腫の形成を観察する．

血腫の初期は低エコー像を呈する（図8）が，肉芽組織へと変化すると高エコー像を呈するようになる．

4 腱

図9 膝蓋腱（長軸像）

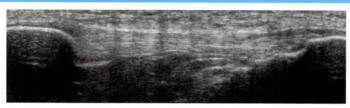

(A) B-mode 画像

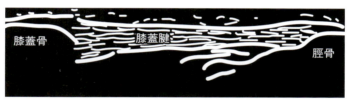

(B) シェーマ

- 腱は膠原線維が同一方向（長軸方向）に規則的に配列しており，長軸像では線状の高エコーが狭い間隔で層状に配列するように観察され，fibrillar pattern と呼ばれる（図9）．

図10 アキレス腱（短軸像）

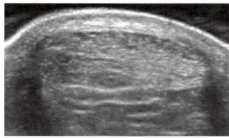 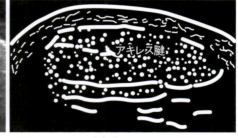

(A) B-mode 画像　　　　　　　　　(B) シェーマ

- 腱の短軸像は点状の高エコー像が集合している（図10）．
- 膝蓋腱やアキレス腱など直線的に走行する腱はパラテノン（paratenon）と呼ばれる疎性結合組織が腱を包んでいる．パラテノンは高エコー像を呈し，正常では腱組織と密接しているため判別は困難である．

図11 正常腱（手指屈筋腱長軸像）

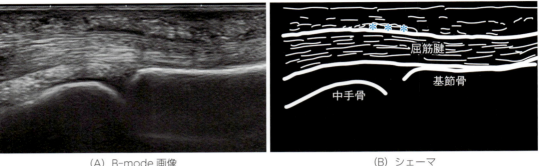

(A) B-mode 画像　　　　　　　　　(B) シェーマ

＊：腱鞘

- 関節部分で走行の方向を変える腱の周囲には腱鞘が存在する．
正常の腱鞘は，薄く低エコー像を呈する（図11）．

図12 腱の異方性

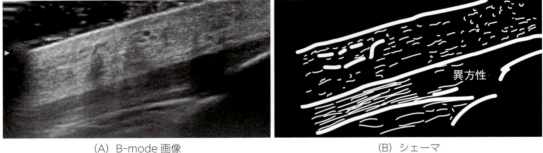

(A) B-mode 画像　　　　　　　　　(B) シェーマ

- **プロービングテクニック**：腱の fibrillar pattern をきれいに描出するためには，エコービームが腱に垂直にあたるようにプローブの方向を微調整する必要がある．
エコービームが腱に垂直にあたっていない場合，異方性（anisotropy）の影響を受け低エコーに描出されるので注意が必要である（図12）．
- **腱病変の描出**：腱全体あるいは局所の腫脹・菲薄化，fibrillar pattern の消失，開大（線状高エコーの間隔が広がる），腱内のエコー輝度の変化に注意して描出する．

1 運動器構成体の見え方

図13 アキレス腱炎（長軸像）

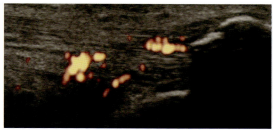
(A) パワードプラ画像

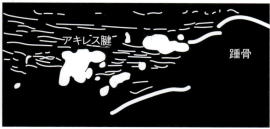
(B) シェーマ

▶ **腱炎エコー像**：腱炎では，腱の局所肥大，fibrillar pattern の開大，腱内の低エコー像が観察される．腱炎で炎症の程度が強い場合，正常では観察されない腱内の血流が観察される（図13）．

図14 肩石灰性腱炎（硬くなった石灰）

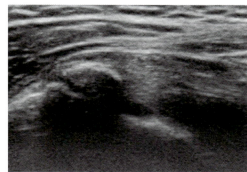
(A) B-mode 画像

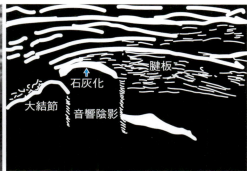
(B) シェーマ

▶ **石灰性腱炎エコー像**：石灰性腱炎では腱内に高エコーを示す石灰が観察される．成熟して硬くなった石灰はエコーを強く反射し，音響陰影（アコースティックシャドウ）を引くため，後方の組織は描出されない（図14）．しかし，未成熟な軟らかい石灰は高輝度点状エコーの集合体を呈し，後方の組織が描出されることが特徴的である（図15）．

運動器エコーをマスターするためには，運動器構成体（骨，軟骨，筋，腱，靱帯，神経など）の正常エコー解剖を理解することがとても大切です．

1 運動器構成体の見え方

図15 肩石灰性腱炎（軟らかい石灰）

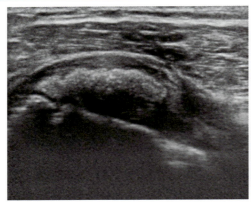
(A) B-mode 画像

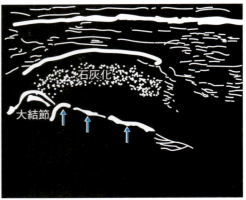
(B) シェーマ

矢印：上腕骨近位骨皮質

図16 手関節伸筋腱第1区画

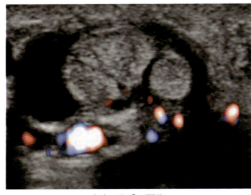
(A) ドプラ画像

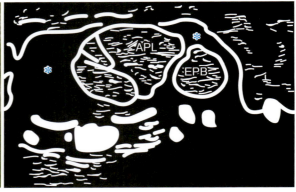
(B) シェーマ

＊：腱鞘
APL：adductor pollicis longus（長母指外転筋腱）
EPB：extensor pollicis brevis（短母指伸筋腱）

▶ **腱鞘炎エコー像**：腱鞘炎では，低エコー像で描出される腱鞘の肥厚が観察される（図16）．腱炎と腱鞘炎は単独で観察されることもあるが，両者が合併することが多い．

1 運動器構成体の見え方

図17 アキレス腱断裂（長軸像）

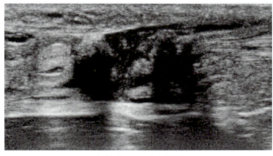
(A) B-mode 画像

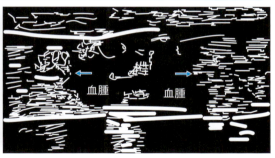
(B) シェーマ

矢印：腱断端

▶ **腱断裂エコー像**：腱断裂では fibrillar pattern が途絶し，腱の断端間に低エコー像を呈する血腫が観察される（図17）．静的に観察するだけでなく，他動的に動かすことにより腱断裂の状態を把握しやすくなる．

5 靱帯

図18 前距腓靱帯（長軸像）

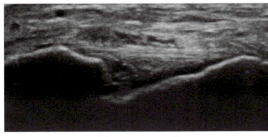
(A) B-mode 画像

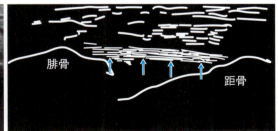
(B) シェーマ

矢印：前距腓靱帯

- 靱帯は骨と骨を連結する組織で，密度の高い膠原線維が長軸方向に規則的に配列している．靱帯の長軸像は腱よりも密な fibrillar pattern を呈する（図18）．
▶ **プロービングテクニック**：靱帯は薄いため主に長軸で観察することが多い．靱帯の fibrillar pattern をきれいに描出するためには，エコービームが靱帯に垂直にあたるようにプローブの方向を微調整する必要がある．エコービームが靱帯に垂直にあたっていない場合，異方性（anisotropy）の影響を受け低エコーに描出されてしまうので注意が必要である．靱帯が付着する両側の骨の特徴的な輪郭（bony land-

1 運動器構成体の見え方

図19 前距腓靱帯断裂像

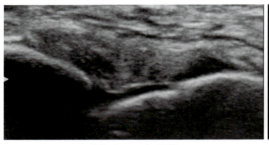

(A) B-mode 画像　　　　　　　(B) シェーマ

図20 裂離骨折（前距腓靱帯）

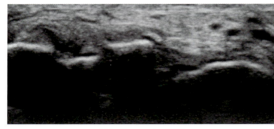

(A) B-mode 画像　　　　　　　(B) シェーマ

＊：裂離部

mark）を描出することが，再現性のあるエコー画像を得るために重要である．ストレスをかけながらの描出（前方引き出しや内・外反など）の際にも bony landmark がきちんと描出されているようにプローブの調整をする必要がある．

▶ **靱帯病変の描出**：靱帯全体あるいは局所の腫脹・菲薄化，fibrillar pattern の消失，開大（線状高エコーの間隔が広がる），靱帯内のエコー輝度の変化に注意して描出する．
▶ **靱帯断裂のエコー像**：靱帯断裂では靱帯の腫張，fibrillar pattern の途絶や消失が観察される（図19）．靱帯の断端が不明瞭な場合でも，ストレスをかけながら描出（前方引き出しや内・外反など）することで，靱帯両端の骨の間隔が開大し，断裂を推定することができる．

小児の場合，靱帯付着部の裂離骨折の頻度が高い．裂離骨折の場合，音響陰影を伴う骨片が観察される（図20）．

6 硝子軟骨

図21 大腿骨顆部軟骨

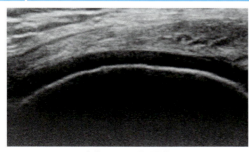

(A) B-mode 画像

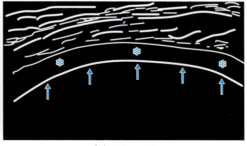

(B) シェーマ

＊：関節軟骨，矢印：軟骨下骨

- 関節軟骨（硝子軟骨）は表層が薄い線状の高エコー像を呈する．軟骨層は水分を多く含有し均一な組織であるためエコーがほとんど反射されず帯状の低エコー像を呈する．軟骨と軟骨下骨の境界は線状の高エコー像を呈する（図21）．
- ▶ **プロービングテクニック**：関節軟骨を描出する場合，エコーが軟骨表面に垂直にあたると表面の線状高エコー像が強く描出される．この現象を利用して，強い線状高エコー像が描出されている状態で装置のキャリパー機能を使用し，軟骨の厚さを計測することができる．
- ▶ **病変の描出**：軟骨の厚さ，軟骨表面の不整像，軟骨内の輝度変化，軟骨下骨の不整像に注意して描出する．

図22 変形性膝関節症

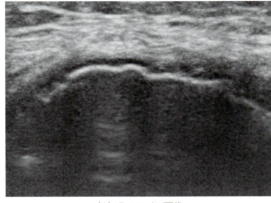

(A) B-mode 画像

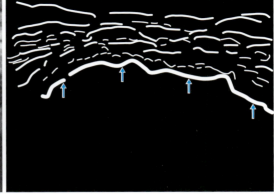

(B) シェーマ

矢印：軟骨下骨

1 運動器構成体の見え方

▶ **変形性関節症のエコー像**：変形性関節症では関節軟骨が摩耗し，帯状の低エコーの厚みが減少する．変形性関節症の変化が進むと，軟骨下骨の不整像が観察される（図22）．

図23 上腕骨小頭骨軟骨障害（離断性骨軟骨炎）

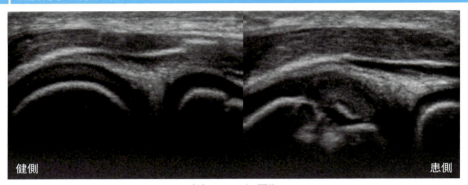

(A) B-mode 画像

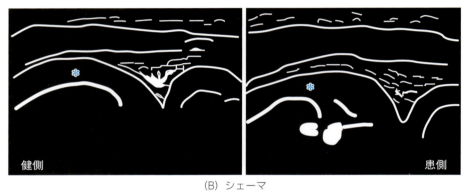

(B) シェーマ

＊：関節軟骨

▶ **上腕骨小頭骨軟骨障害のエコー像**：上腕骨小頭骨軟骨障害（離断性骨軟骨炎）の初期では，関節軟骨が腫脹し軟骨表面の不整が観察される．病期が進行すると遊離した骨片や，軟骨下骨の破壊像が観察される（図23）．肘関節をゆっくり屈伸させたり，前腕を回内外させることにより骨片の遊離の程度を評価することができる．

エコーを用いると，単純X線写真では直接評価することができない硝子軟骨や線維軟骨を詳細に描出することができます．

7 線維軟骨

図24 膝内側半月板

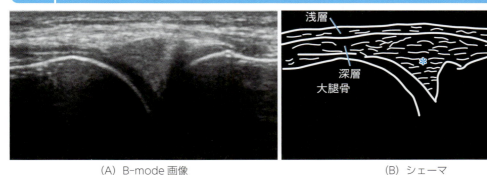

(A) B-mode 画像　　　(B) シェーマ
＊：半月板

- 半月板などの線維軟骨は走行が異なる膠原線維が集合しているため，高エコー像として描出される（図24）．
▶ **プロービングテクニック**：半月板を描出する際は，三角形の高エコー像が鮮明に描出されるようにプローブを微調整する必要がある．内側に比べ外側の半月板はより深部にあるため描出が困難になる．
▶ **病変の描出**：半月板表面の不整像，半月板内の輝度変化に注意して観察する．

図25 膝内側半月板損傷

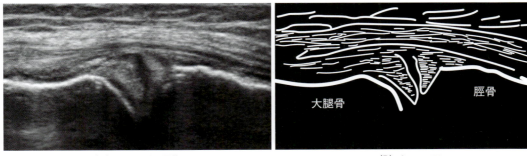

(A) B-mode 画像　　　(B) シェーマ

▶ **半月板損傷エコー像**：半月板損傷では断裂部が低エコー像として描出される（図25）．関節内に水腫が存在するとコントラストがついて描出しやすくなる．

1 運動器構成体の見え方

図 26 変形性膝関節症

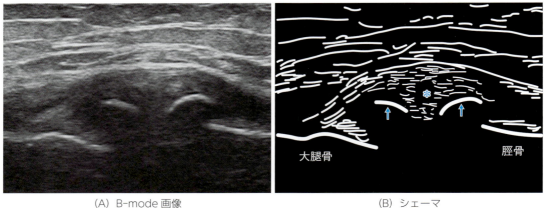

(A) B-mode 画像　　　　　　　　(B) シェーマ

矢印：骨棘，＊：半月板

▶ **変形性膝関節症のエコー像**：変形性膝関節症では半月板の辺縁や内部エコーが不整になり，半月板の変性が観察される．大腿骨，脛骨側に骨棘の形成が観察され，半月板が大腿骨と脛骨の間から浅層に脱臼している像が見られる（図 26）．

8　末梢神経

図 27 正中神経（前腕部長軸像）

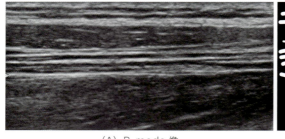 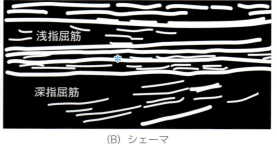

(A) B-mode 像　　　　　　　　(B) シェーマ

＊：正中神経

14

1 運動器構成体の見え方

| 図 28 | 正中神経（前腕部短軸像） |

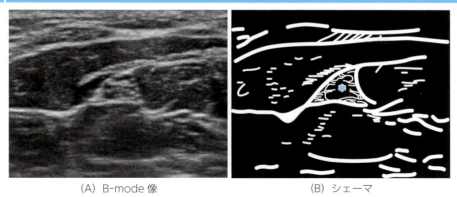

(A) B-mode 像　　　　　　　　(B) シェーマ
＊：正中神経

- 末梢神経の外套には結合組織性被膜である神経上膜があり，このなかに数個あるいは多数の神経束を含有している．これら神経束は神経周膜により被覆されている．
- 神経束は低エコー像，神経上膜と神経周膜は高エコー像を呈する．
- 末梢神経は，長軸像では高・低エコーの層状像（fascicular pattern）を呈する（図 27）．短軸像では高エコーの背景内に点状の低エコー像が集まったブドウの房状あるいはハニカム状に観察される（図 28）．
- ▶ **プロービングテクニック**：神経の観察をする際は，短軸で観察を開始し，そのあとで長軸を観察するとよい．神経の fascicular pattern をきれいに描出するためには，エコービームが神経に垂直にあたるようにプローブの方向を微調整する必要がある．
- ▶ **神経病変の描出**：神経の腫脹，局所肥大（偽神経腫）の有無，内部エコーの変化に注意して描出する．

| 図 29 | 手根管症候群 |

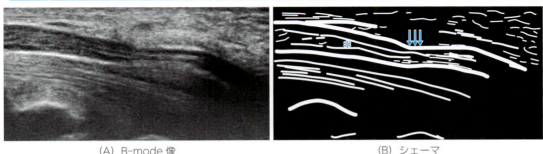

(A) B-mode 像　　　　　　　　(B) シェーマ
＊：正中神経の偽神経腫，矢印：絞扼部

- ▶ **手根管症候群のエコー像**：手根管症候群では，横手根靱帯の直下で正中神経が絞扼され，絞扼部の近位では正中神経は腫大し，偽神経腫を形成する（図 29）．

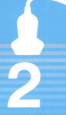

2 肩関節の見え方

1 前方走査

図1 中間位（短軸像）

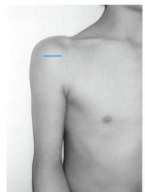

(A) プローブの位置

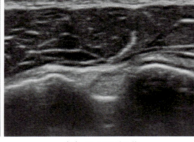

(B) B-mode像

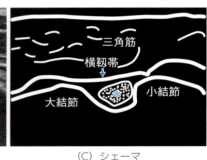

(C) シェーマ

＊：上腕二頭筋長頭腱

図2 結節間溝内の前上腕回旋動脈の枝

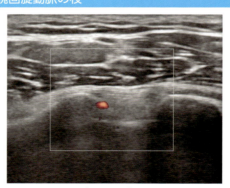

パワードプラ像

- **検査肢位**：患者を坐位として，手を大腿の上にのせる（この肢位で肩関節は内旋約15度となり，結節間溝が正面を向く）（図1-A）．
- **プロービングテクニック**：プローブを移動して，上腕二頭筋長頭腱が画面の中央に来るようにする．大結節と小結節の頂点を同じ深さに揃える．
- 横靱帯は大結節と小結節の頂点を結ぶ（図1）．

- 上腕二頭筋長頭腱は卵円形高エコー像を呈する（異方性に注意する）．
- 前上腕回旋動脈の枝が結節間溝内の上腕二頭筋長頭腱の外側に観察される（図2）．

図3　外旋位（短軸像）

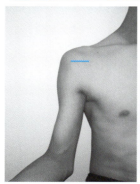
(A) プローブの位置

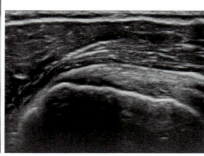
(B) B-mode像

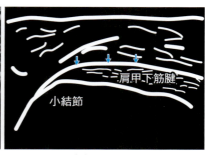
(C) シェーマ
矢印：peribursal fat

- **検査肢位**：図1-Aから肩関節を外旋する．
- 肩甲下筋腱では，fibrillar pattern が観察される．
- 肩甲下筋腱の表面には peribursal fat が線状高エコー像で描出される（図3）．

図4　中間位（長軸像）

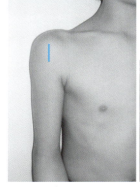
(A) プローブの位置

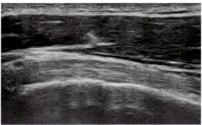
(B) B-mode像

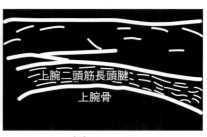
(C) シェーマ

- **検査肢位**：図1-Aと同じ．
- **プロービングテクニック**：異方性が少なく，鮮明に描出するため，エコービームが上腕二頭筋長頭腱に垂直にあたるよう，プローブを上からあおるようにあてる．
- 上腕二頭筋長頭腱では fibrillar pattern が観察される（図4）．

2 上方走査

図5 上方走査の検査肢位

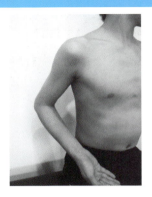

- **検査肢位**：前方走査の肢位（図1-A）の状態から肘を後方に引き，肩関節伸展位にする（この状態で棘上筋の走行方向［≒肩甲骨面］は体幹の前額面に対して約30度前方に傾いている）（図5）．
- **プロービングテクニック**：プローブを近位側へ平行移動して観察する．

図6 上方走査（短軸像）

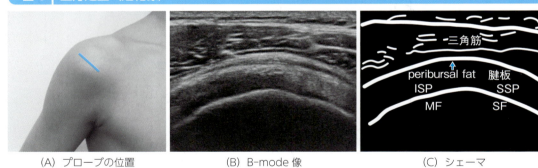

(A) プローブの位置　　(B) B-mode像　　(C) シェーマ

- Superior facet（SF）上に棘上筋腱（supraspinatus：SSP），middle facet（MF）上に棘下筋腱（infraspinatus：ISP）が付着している（図6）．

超音波は骨表面でほとんど反射されるため，骨の中や骨より深いところは見えません．しかし，このことは逆に骨表面から多くの情報が得られるので，骨表面の細かい変化を捉えることは単純X線写真より優れています．

図7 SF-SSP（前方，長軸像）

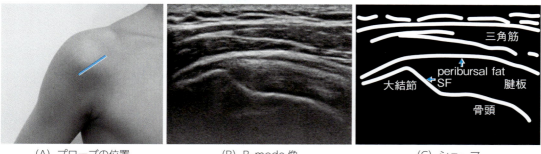

(A) プローブの位置　　(B) B-mode像　　(C) シェーマ

- **検査肢位**：図5と同じ．
- **プロービングテクニック**：facetの傾きに注意してプローブを前方から後方へ平行移動する．
- SFではfacetの傾きが大きい（図7）．

図8 MF-ISP（後方，長軸像）

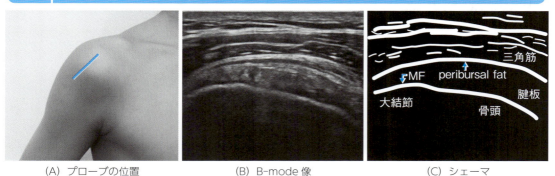

(A) プローブの位置　　(B) B-mode像　　(C) シェーマ

- MFではfacetの傾きが小さい（図8）．

図9 SF-MF移行部（長軸像）

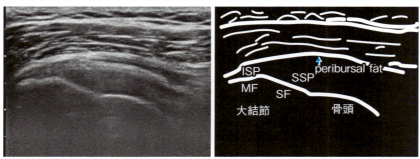

(A) B-mode像　　(B) シェーマ

2 肩関節の見え方

- SF と MF の移行部では，SSP と ISP の両方が観察される（図9）．

3 後方走査

図10 後方走査（短軸像）

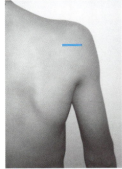
(A) プローブの位置

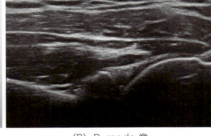
(B) B-mode 像

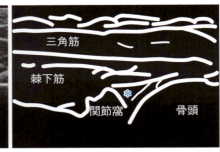
(C) シェーマ

＊：関節唇

- **検査肢位**：図1-A と同じ．
- **プロービングテクニック**：プローブの中心を肩峰後角から2 cm下方，2 cm内方にあてる（図10-A）．
- 上腕骨頭，関節窩，関節窩に付着する関節唇が観察される．その浅層には棘下筋，三角筋が観察される（図10）．
- 肩関節を他動的に内外旋し，動的観察を行う．

エコーは運動器構成体を詳細に観察できるだけでなく，動きを観察できるので，運動器疾患の画像診断のファーストチョイスです．

3 上腕の見え方

1 前方走査

図1 上腕中央（短軸像）

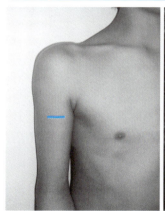
(A) プローブの位置

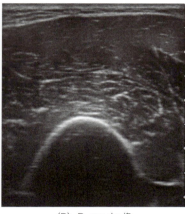
(B) B-mode 像

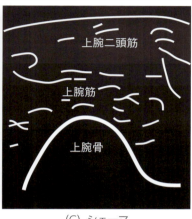
(C) シェーマ

図2 上腕遠位（短軸像）

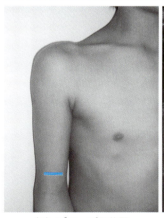
(A) プローブの位置

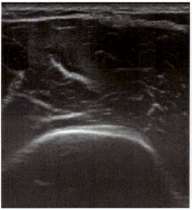
(B) B-mode 像

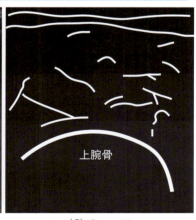
(C) シェーマ

- ▶ **検査肢位**：患者を坐位として，手を大腿の上にのせる．
- 上腕骨の骨幹部は上に凸の高エコーの輝線として描出される（図1）．
- 上腕骨は遠位に行くにしたがって平坦な高エコーの輝線として描出される（図2）．

4 肘関節の見え方

1 上腕骨

図1 橈骨窩，鉤突窩（短軸像）

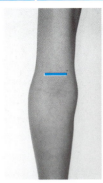
(A) プローブの位置

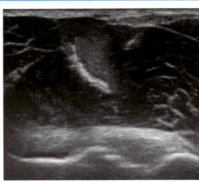
(B) B-mode 像

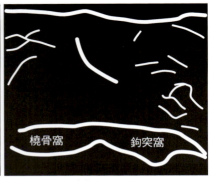
(C) シェーマ

- **検査肢位**：患者を坐位，肘伸展位とする．
- 橈骨窩は中央側のみに隆起があり，鉤突窩は両側に隆起がある．
- 橈骨窩，鉤突窩とも高エコーを呈する脂肪で覆われている（図1）．

2 関節部

図2 小頭（短軸像）

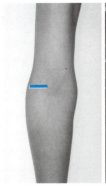
(A) プローブの位置

(B) B-mode 像

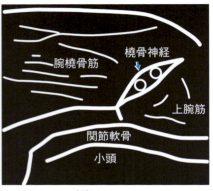
(C) シェーマ

4 肘関節の見え方

- **検査肢位**：患者を坐位，肘伸展位とする．
- 肘関節橈側の隆起が小頭であり，表面を帯状の低エコーを示す関節軟骨が覆っている（図2）．

図3 腕橈関節近位（長軸像）

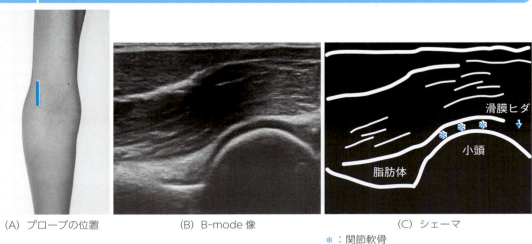

(A) プローブの位置　　(B) B-mode像　　(C) シェーマ

＊：関節軟骨

- 腕橈関節の近位では，橈骨窩の表面を高エコー像を呈する脂肪体が覆っている．小頭の表面を帯状の低エコーを示す関節軟骨が覆っている（図3）．

図4 腕橈関節（長軸像）

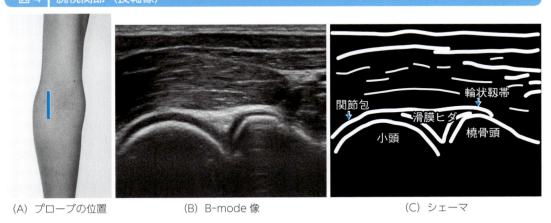

(A) プローブの位置　　(B) B-mode像　　(C) シェーマ

- 小頭と橈骨頭の間に高エコー像を呈する滑膜ヒダが観察される（図4）．

4 肘関節の見え方

図5 小児関節部（腕橈関節，長軸像）

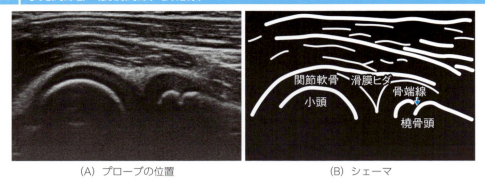

(A) プローブの位置　　(B) シェーマ

- 小児の場合，小頭や橈骨頭の軟骨が厚く，橈骨頭には骨端線が観察される（図5）．

図6 滑車（短軸像）

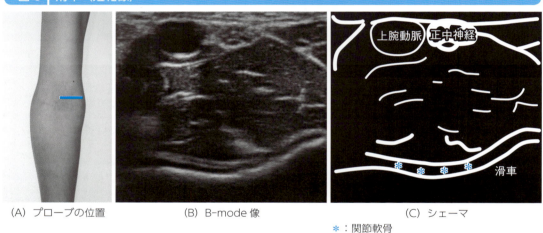

(A) プローブの位置　　(B) B-mode像　　(C) シェーマ
＊：関節軟骨

- 上腕動脈の内側に正中神経（断面がブドウの房状）が観察される（図6）．

4 肘関節の見え方

図7 腕尺関節近位（長軸像）

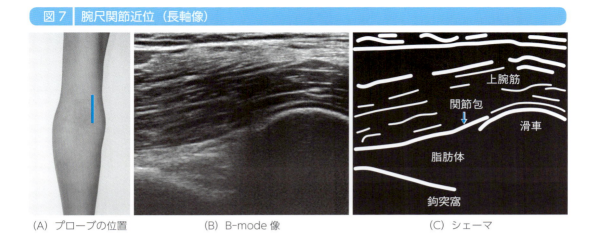

(A) プローブの位置　　(B) B-mode 像　　(C) シェーマ

- 腕尺関節の関節包は線状高エコー像を呈する．関節包と鉤突窩の間には高エコーを呈する脂肪体が観察される（図7）．

図8 腕尺関節（長軸像）

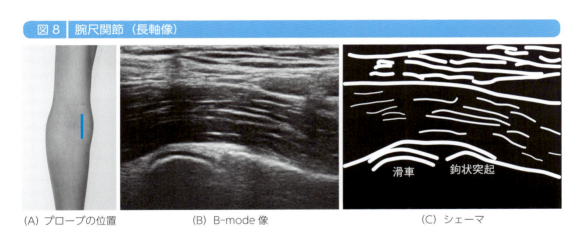

(A) プローブの位置　　(B) B-mode 像　　(C) シェーマ

▶ **プロービングテクニック**：鉤状突起を観察する際は，ビームが鉤状突起になるべく垂直にあたるようにプローブを操作する（図8）．

4 肘関節の見え方

3 内側側副靱帯

図9 前斜走線維（AOL）（長軸像）

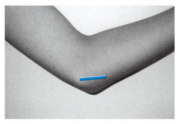

(A) プローブの位置

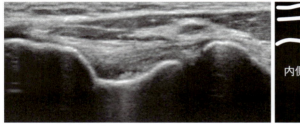

(B) B-mode 像　　　　　　　　　　　　(C) シェーマ

- **検査肢位**：肘関節を70〜90度屈曲する．
- **プロービングテクニック**：肘関節内側の内側上顆にプローブをあてる．次にプローブの近位側を支点として扇状に回転し，鉤状結節を描出する（図9）．
- 上腕骨内側上顆の遠位前面から尺骨鉤状結節にかけて高エコーの fibrillar pattern を呈する内側側副靱帯の前斜走線維（anterior oblique ligament：AOL）が扇状に観察される．

学童期の野球選手に対する野球肘検診では，障害（上腕骨内側上顆障害や小頭離断性骨軟骨炎など）を痛みが出る前の早期に見つけるためにエコーが必須です．

4 肘部管

図10 遠位部（短軸像）

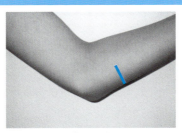

(A) プローブの位置

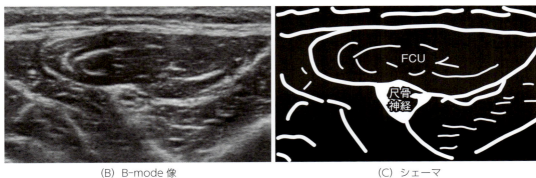

(B) B-mode 像　　　　　　　　　(C) シェーマ

- 尺側手根屈筋（flexor carpi ulnaris：FCU）の深層に"ブドウの房状"を呈する尺骨神経が観察される（図10）.

図11 osborne靱帯部（短軸像）

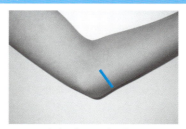

(A) プローブの位置

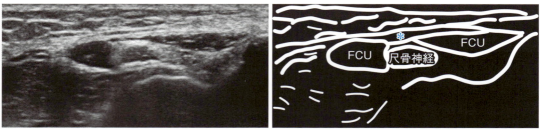

(B) B-mode像　　　(C) シェーマ

＊：osborne靱帯

- FCUの上腕頭と尺骨頭の表面を結ぶosborne靱帯が，高エコー像として描出される（図11）．

図12 内側上顆部（短軸像）

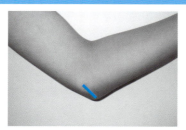

(A) プローブの位置

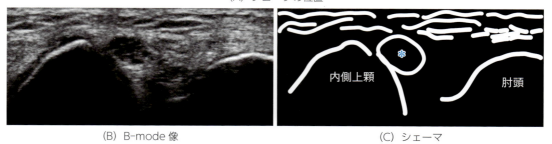

(B) B-mode像　　　(C) シェーマ

＊：尺骨神経

- 内側上顆の斜面上に，"ブドウの房状"を呈する尺骨神経が観察される（図12）．

5 外側上顆部

図13 短橈側手根伸筋腱（ECRB）（長軸像）

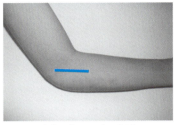

(A) プローブの位置

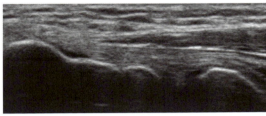

(B) B-mode像

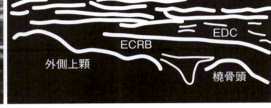

(C) シェーマ

- **検査肢位**：肘関節を70〜90度屈曲する．
- 外側上顆の頂点から遠位にかけてfibrillar patternを呈する共同腱（短橈側手根伸筋 [extensor carpi radialis brevis：ECRB]，総指伸筋 [extensor digitorum communis：EDC]）が観察される（図13）．
- ECRBは橈骨頭付近まで腱性分であるのに対し，EDCは外側上顆付近まで筋性分を有する特徴がある．

肘より遠位をエコーで観察するときは，前腕部をのせることができるくらいの上肢台（採血台）を用意すると観察部位が安定してプローブを操作しやすいです．

6 橈骨骨幹部近位

図14 短橈側手根伸筋腱（ECRB）（短軸像）

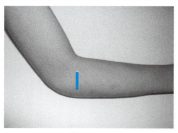

(A) プローブの位置

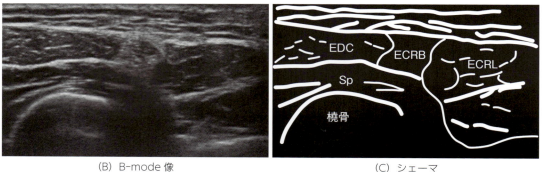

(B) B-mode像　　　　　　　　　　　　(C) シェーマ

- 橈骨骨幹部近位では橈骨周囲に回外筋（supinator：Sp）が観察される．表層には尺側から長橈側手根伸筋（extensor carpi radialis longus：ECRL），ECRB，EDCが観察される（図14）．

5 手関節〜手指の見え方

1 伸筋区画

- 伸筋区画の描出は，Lister結節を確認するところから始める．
- Lister結節は前腕を回内し手を机や手台に接触させ，橈骨遠位端の背側を触診すると，米粒大の突起として触知する．
- Lister結節のすぐ橈側に第2区画，尺側に第3区画がある．

図1 第1区画（APL，EPB短軸像）

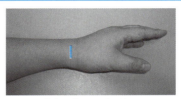

(A) プローブの位置

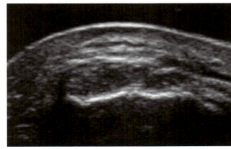

(B) B-mode像

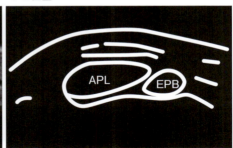

(C) シェーマ

- Lister結節の橈側が第2区画である．第2区画の橈側にある橈骨茎状突起上に第1区画がある．掌側が長母指外転筋腱（abductor pollicis longus：APL）で太い楕円形を呈する（図1）．短母指伸筋腱（extensor pollicis brevis：EPB）は小さな円形を呈する．

5 手関節〜手指の見え方

図2 | 第2区画（ECRL, ECRB 短軸像）

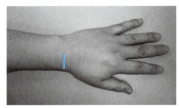

(A) プローブの位置

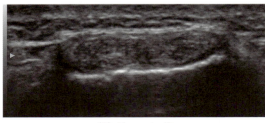

(B) B-mode像

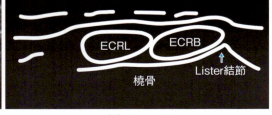

(C) シェーマ

- Lister 結節のすぐ橈側が第2区画で，橈側に長橈側手根伸筋腱（extensor carpi radialis longus：ECRL），尺側に短橈側手根伸筋腱（extensor carpi radialis brevis：ECRB）が観察される（図2）．

図3 | 第3区画（EPL 短軸像）

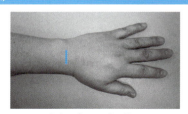

(A) プローブの位置

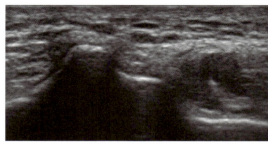

(B) B-mode像

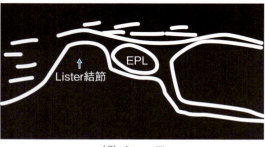

(C) シェーマ

- Lister 結節のすぐ尺側が第3区画で，円形の長母指伸筋腱（extensor pollicis longus：EPL）が観察される（図3）．

5 手関節〜手指の見え方

図4 第4区画（EDC, EIP 短軸像）

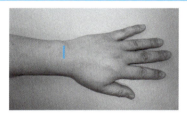

(A) プローブの位置

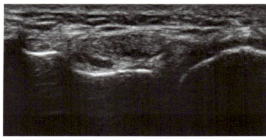

(B) B-mode 像

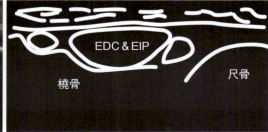

(C) シェーマ

- Lister 結節から尺側に2つめの区画が第4区画である．
- 4本の総指伸筋腱（extensor digitorum communis：EDC）と1本の示指伸筋腱（extensor indicis proprius：EIP）が一塊となって観察される（図4）．区画の近位では両者を識別できる．

図5 第5区画（EDM 短軸像）

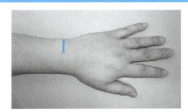

(A) プローブの位置

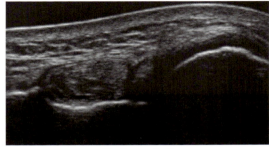

(B) B-mode 像

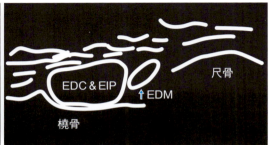

(C) シェーマ

5 手関節〜手指の見え方

- Lister結節から尺側に3つめの区画が第5区画である．
- 遠位橈尺関節上に固有小指伸筋腱（extensor digiti minimi：EDM）が観察される（図5）．

図6 第6区画（ECU短軸像）

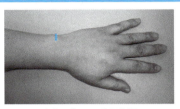

(A) プローブの位置

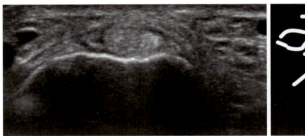

(B) B-mode像　　　　　　　　　　(C) シェーマ

- Lister結節から尺側に4つめの区画が第6区画である．
- 尺骨頭の尺側にある尺側伸筋腱溝という陥凹部を卵円形の尺側手根伸筋腱（extensor carpi ulnaris：ECU）が走行する（図6）．

2 手関節

図7 舟状骨（掌側長軸像）

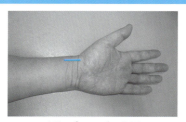

(A) プローブの位置

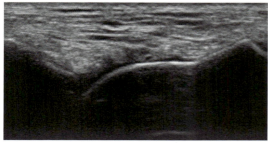

(B) B-mode像

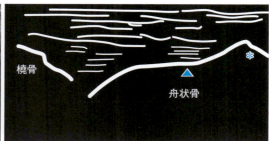

(C) シェーマ

＊：舟状骨結節，▲：舟状骨の腰部

- **プロービングテクニック**：手関節掌側で舟状骨結節を触知し，長軸方向にプローブをあてる．
- 舟状骨結節と橈骨の間に舟状骨の腰部が観察される（図7）．

図8 舟状骨（橈側長軸像）

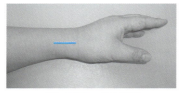

(A) プローブの位置

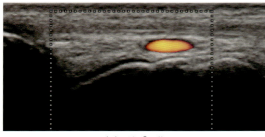

(B) ドプラ像

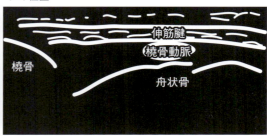

(C) シェーマ

5 手関節〜手指の見え方

▶ **プロービングテクニック**：第1区画上に長軸方向にプローブをあてる．手関節を尺屈すると描出しやすい．
● 伸筋腱の深層に橈骨動脈が観察され，その深層に舟状骨が観察される（図8）．

図9 三角線維軟骨複合体（TFCC）（尺側長軸像）

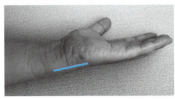

(A) プローブの位置

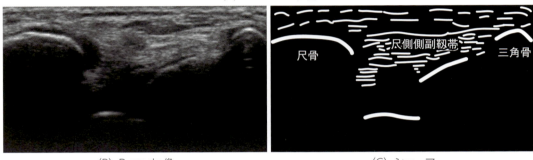

(B) B-mode 像　　　　　　　　　(C) シェーマ

▶ **プロービングテクニック**：尺側側副靱帯を長軸で描出し，掌側へ平行移動して描出する．
● 尺側側副靱帯と meniscus homologue が尺骨と三角骨の間に観察される（図9）．

5 手関節〜手指の見え方

図10 手根管（正中神経），Guyon管（尺骨神経）

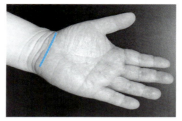

(A) プローブの位置

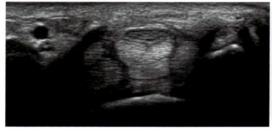

(B) B-mode像

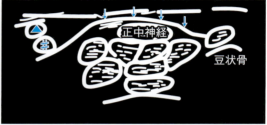

(C) シェーマ

矢印：横手根靱帯，#：尺骨神経，▲：尺骨動脈

- **プロービングテクニック**：豆状骨と舟状骨結節（2ヵ所とも体表から触知できる）を結ぶようにプローブをあてる．
- 豆状骨と舟状骨をつなぐ横手根靱帯の直下に正中神経が観察される．尺側のGuyon管内には尺骨神経と尺骨動脈が観察される（図10）．

> 手指の腱や神経など，体表から浅い場所の観察には，より高い周波数のリニアプローブを使用するとよりクリアに描出ができます．現在では20MHzを超える周波数のリニアプローブがあります．

3 手指（掌側）

図11 FPL（母指長軸像）

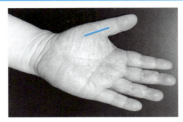

(A) プローブの位置

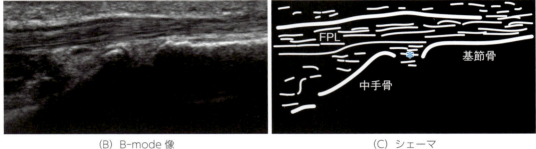

(B) B-mode像　　　　　　　　　(C) シェーマ

＊：volar plate

- **プロービングテクニック**：Metacarpal-phalangeal joint（MCPJ）の中心，母指の長軸方向にプローブを置く．
- Fibrillar patternを呈する長母指屈筋腱（flexor pollicis longus：FPL）が観察され，深層に高エコーを呈するvolar plateが観察される（図11）．

図12 FPL（母指短軸像）

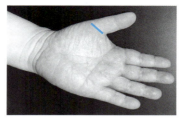
(A) プローブの位置

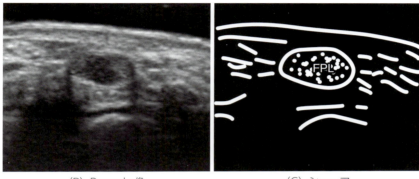
(B) B-mode 像　　　　　　　　(C) シェーマ

▶ **プロービングテクニック**：MCPJに母指の長軸方向と直交するようにプローブを置く．
● 楕円形を呈するFPLが観察される（図12）．

図13 FDS, FDP（示指から小指MP関節長軸像）

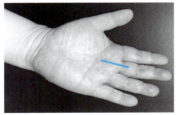
(A) プローブの位置

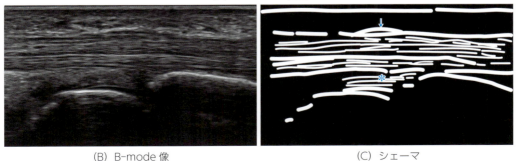
(B) B-mode 像　　　　　　　　(C) シェーマ
矢印：A1 pulley，＊：volar plate

5 手関節～手指の見え方

▶ **プロービングテクニック**：MCPJ の中央，長軸方向にプローブを置く．
- 浅指屈筋（flexor digitorum superficialis：FDS）と深指屈筋（flexor digitorum profundus：FDP）は fibrillar pattern を呈する（図 13）．A1 pulley はやや低エコーを呈し，volar plate は高エコーを呈する．

図 14 FDS，FDP（MP 関節近位レベル短軸像）

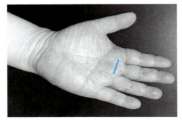

(A) プローブの位置

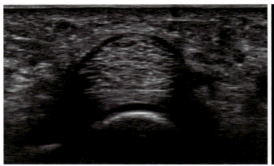

(B) B-mode 像

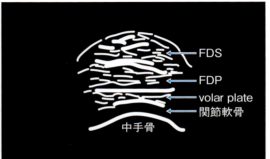

(C) シェーマ

- FDS，FDP の深層に高エコーを呈する volar plate が観察され，volar plate の深層に帯状の低エコーを呈する関節軟骨が観察される（図 14）．

図15 FDS，FDP（基節骨体部レベル短軸像）

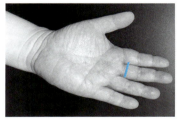

(A) プローブの位置

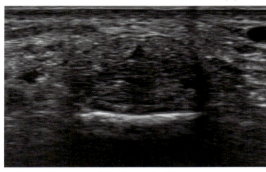

(B) B-mode像

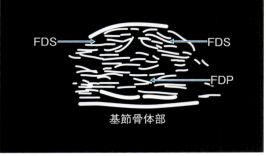

(C) シェーマ

- 基節骨体部の浅層に分岐したFDSとFDPが観察される（図15）．

手指をエコーで観察するときは，硬め（高粘度）のエコーゼリーを使用すると液だれしにくく，ゼリーがクッションとなるので，プローブによる患部の圧迫を避けることができます．

5 手関節〜手指の見え方

4 手指（背側）

図16 MP関節（EDC）（長軸像）

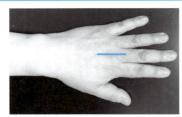

(A) プローブの位置

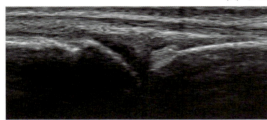

(B) B-mode像

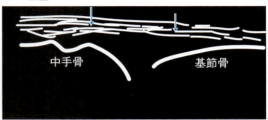

(C) シェーマ

矢印：EDC

- 中手骨，基節骨の表面にはfibrillar patternを呈する総指伸筋（extensor digitorum communis：EDC）が観察される（図16）．

図17 PIP関節（長軸像）

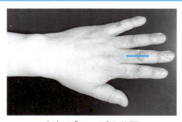

(A) プローブの位置

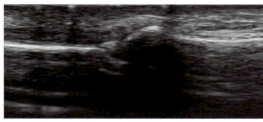

(B) B-mode像

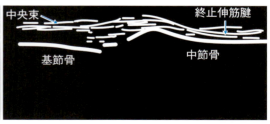

(C) シェーマ

- PIP 関節の背側では中央束，終止伸筋腱ともに非常に薄い（図 17）．

図 18 DIP 関節（長軸像）

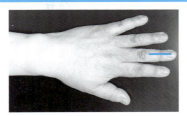

(A) プローブの位置

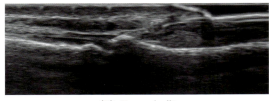

(B) B-mode 像

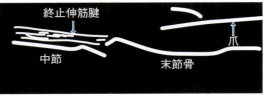

(C) シェーマ

- 爪の深層に末節骨が観察される．終止伸筋腱が末節骨底に付着する（図 18）．

血管の内腔は低エコーを示しますが，カラードプラを用いることで血管か否かの識別がより確実となります．厚い血管壁を持つ動脈と異なり，静脈はプローブによる軽い圧迫ですぐに変形し，潰れる特徴があります．

6 膝関節〜下腿の見え方

1 膝関節（前方走査）

図1 近位部（長軸像）

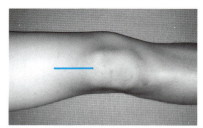

(A) プローブの位置

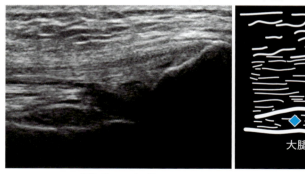

(B) B-mode 像

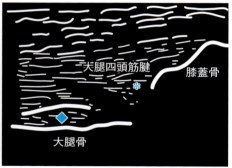

(C) シェーマ

＊：膝蓋骨上脂肪体，◆：大腿骨前脂肪体

- ▶ **プロービングテクニック**：膝関節軽度屈曲位で膝蓋骨近位へ長軸方向にプローブをあてる．
- 大腿四頭筋腱は fibrillar pattern を呈する（図1）．高エコーを呈する膝蓋骨上脂肪体と大腿骨前脂肪体にある低エコーが膝蓋上嚢である．

6 膝関節〜下腿の見え方

図2 　内側膝蓋大腿靱帯（MPFL）（長軸像）

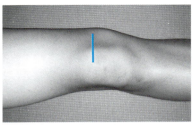
(A) プローブの位置

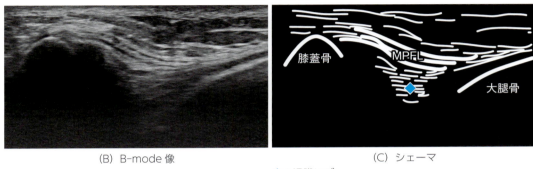

(B) B-mode 像　　　　　　　　　　　(C) シェーマ

◆：滑膜ヒダ

- **プロービングテクニック**：膝伸展位で膝蓋骨の内側へ，内側膝蓋大腿靱帯（medial patellofemoral ligament：MPFL）の長軸方向にプローブをあてる．プローブを持っていない手で膝蓋骨を内側に押し出す．
- 膝蓋骨と大腿骨の間に fibrillar pattern を呈する MPFL が観察される（図2）．深層には滑膜ヒダが観察される．

6 膝関節〜下腿の見え方

図3 膝蓋腱近位（長軸像）

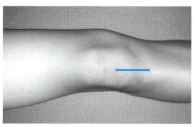

(A) プローブの位置

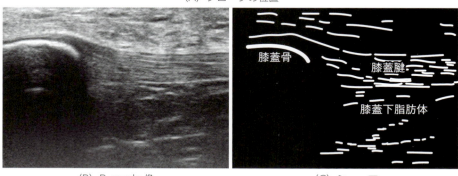

(B) B-mode 像　　　　　　　　(C) シェーマ

▶ **プロービングテクニック**：膝関節軽度屈曲位で，膝蓋骨遠位へ長軸方向にプローブをあてる．

● 膝蓋骨から連続し fibrillar pattern を呈する膝蓋腱が観察される（図3）．膝蓋腱の深層には膝蓋下脂肪体（Hoffa fat pad）が観察される．

6 膝関節〜下腿の見え方

図4 膝蓋腱遠位（長軸像）

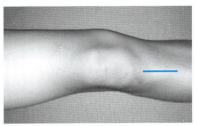

(A) プローブの位置

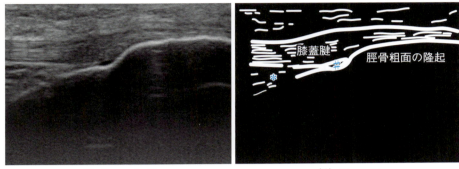

(B) B-mode 像　　　　　　　　　　(C) シェーマ

＊：Hoffa fat pad，#：深膝蓋下滑液包

- **プロービングテクニック**：膝関節軽度屈曲位で，脛骨粗面部の近位へ長軸方向にプローブをあてる．
- Fibrillar pattern を呈する膝蓋腱が脛骨粗面に付着する（図4）．膝蓋腱の脛骨付着部は脛骨骨端の前面ではなく脛骨粗面の隆起である．
- 深膝蓋下滑液包は小さな容量の滑液包で，膝蓋腱遠位深部で脛骨骨端前面に存在し，正常でも少量の液体貯留が低エコー像として観察されることがある．

2 膝関節（内側走査）

図5 内側側副靱帯（MCL）（長軸像）

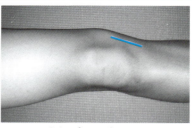

(A) プローブの位置

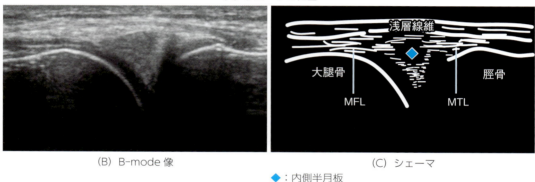

(B) B-mode 像　　　　　　　　　　　(C) シェーマ

◆：内側半月板

▶ **プロービングテクニック**：膝関節伸展位で，膝関節内側へ長軸方向にプローブをあてる．

- 内側側副靱帯（medial collateral ligament：MCL）は2層（浅層，深層）からなる．浅層線維は fibrillar pattern を呈する（図5）．浅層線維の深層には，大腿骨側の深層線維と内側半月板が連続した半月大腿靱帯（meniscofemoral ligament：MFL），脛骨側の深層線維と内側半月板が連続した半月脛骨靱帯（meniscotibial ligament：MTL）が観察される．
- 内側半月板は逆三角形の高エコー像を呈している．

6 膝関節〜下腿の見え方

図6 鵞足（長軸像）

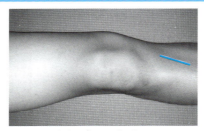

(A) プローブの位置

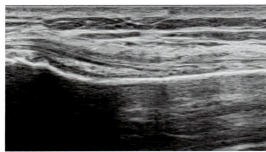

(B) B-mode像

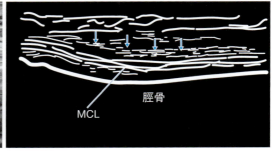

(C) シェーマ

矢印：鵞足

▶ **プロービングテクニック**：膝関節内側の遠位（鵞足部）へ長軸方向にプローブをあてる．
- MCLの浅層線維は関節裂隙から約7 cm遠位に付着する．その表面をやや低エコーを呈する鵞足が覆っている（図6）．

エコーガイド下の注射は，エコーで確認しながら正確に注射針を病変部位に刺入し薬液を注入するので，診療レベルを飛躍的に向上させます．診断と治療に威力を発揮するエコーは，整形外科治療に必須の武器です．

3 膝関節（外側走査）

図7 外側側副靱帯（LCL）（長軸像）

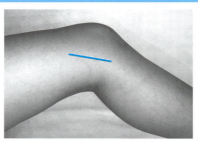

(A) プローブの位置

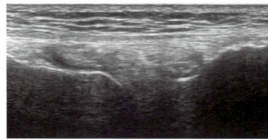

(B) B-mode 像

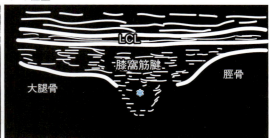

(C) シェーマ

＊：外側半月板

▶ **プロービングテクニック**：膝関節外側へ長軸方向にプローブをあてる．
- 大腿骨外側上顆に起始する外側側副靱帯（lateral collateral ligament：LCL）は fibrillar pattern を呈する（図7）．
- 外側上顆遠位の LCL 深層には膝窩筋腱が走行している．
- 関節裂隙には逆三角形の高エコー像を呈する外側半月板が観察される．

4 膝関節（後方走査）

図8 近位部（短軸像）

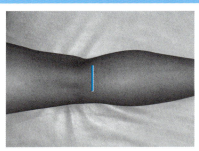

(A) プローブの位置

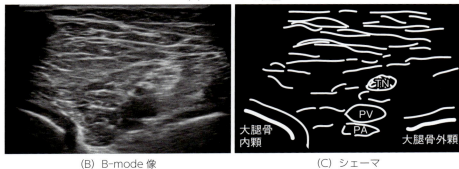

(B) B-mode 像　　　(C) シェーマ

▶ **プロービングテクニック**：膝窩後方に短軸方向へプローブをあてる．
● 拍動する膝窩動脈（popliteal artery：PA）の浅層外側に膝窩静脈（popliteal vein：PV），その浅層外側に脛骨神経（tibial nerve：TN）が観察される（図8）．

6 膝関節〜下腿の見え方

図9 後十字靱帯（PCL）（長軸像）

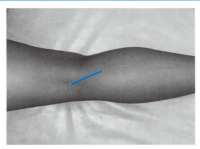

(A) プローブの位置

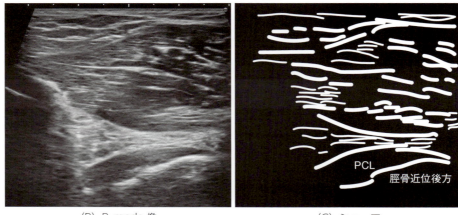

(B) B-mode 像　　　　　　　　　　　(C) シェーマ

- **プロービングテクニック**：膝窩部に長軸方向にプローブをあてる．左膝では時計方向に30度，右膝では反時計方向に30度回転する．
- 脛骨近位後方に付着する後十字靱帯（posterior cruciate ligament：PCL）が低エコー像として描出される（図9）．

5 下腿（前方走査）

図10 下腿中央前面　長趾屈筋（FDL），後脛骨筋（TP）（短軸像）

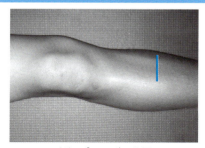

(A) プローブの位置

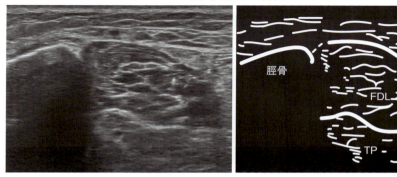

(B) B-mode 像　　　　　　　　　(C) シェーマ

▶ **プロービングテクニック**：下腿中央で脛骨の内側にプローブをあてる．
● 脛骨の内側に長趾屈筋（flexor digitorum longus：FDL），その深層に後脛骨筋（tibialis posterior：TP）が観察される（図10）．

6 下腿（後方走査）

図11 近位部　下腿三頭筋（短軸像）

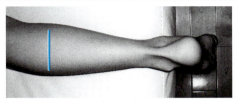

(A) プローブの位置

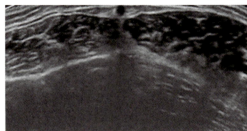

(B) B-mode像

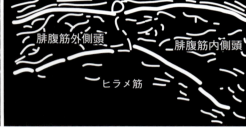

(C) シェーマ

- ▶ **検査肢位**：ベッドに腹臥位になり，足部をベッドの端から出してもらうと観察しやすい．
- ▶ **プロービングテクニック**：下腿後面やや近位に，短軸方向にプローブをあてる．
- 浅層の腓腹筋は腓腹筋外側頭よりも内側頭の方が大きく，深層にはヒラメ筋が観察される（図11）．

6 膝関節〜下腿の見え方

図12 腓腹筋内側頭遠位（長軸像）

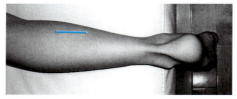

(A) プローブの位置

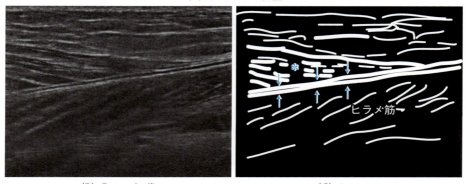

(B) B-mode 像　　　　　　　　　　(C) シェーマ

＊：腓腹筋内側頭，矢印：筋膜

▶ **プロービングテクニック**：下腿後方へ長軸方向にプローブをあてる．

● 正常の腓腹筋内側頭の筋腱移行部は長軸像で鋭角に描出される（図12）．腓腹筋の深層にはヒラメ筋が描出される．腓腹筋とヒラメ筋の筋膜は独立しており，その間には疎性結合組織が介在するため，2つの筋が接する部分では2層の筋膜が観察される．

運動器の傷害において，筋，腱，靱帯などの組織の硬さを評価することはとても重要です．Real-time tissue elastography や share wave などの方法を用いると，組織の硬さを評価することができます．

6 膝関節〜下腿の見え方

図13 ヒラメ筋の筋腱接合部（長軸像）

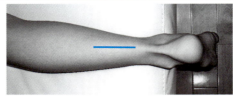

(A) プローブの位置

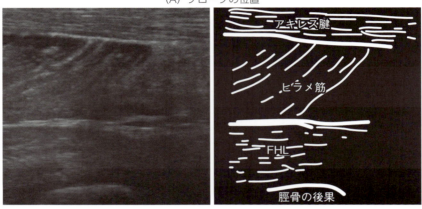

(B) B-mode 像　　　　　　　　(C) シェーマ

- **プロービングテクニック**：アキレス腱の近位部にプローブをあてる．
- アキレス腱はヒラメ筋後面の筋膜からなる．ヒラメ筋の筋腱移行部より遠位ではアキレス腱は fibrillar pattern を呈した均一の厚さで観察される（図13）．
- 長母趾屈筋（flexor hallucis longus：FHL）の深層に脛骨の後果が線状の高エコー像として観察される．

図14 遠位部　アキレス腱（短軸像）

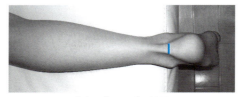

(A) プローブの位置

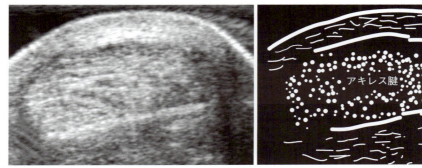

(B) B-mode 像　　　　　　　　　　　(C) シェーマ

▶ **プロービングテクニック**：アキレス腱の後方へ短軸方向にプローブをあてる．
● 短軸像ではアキレス腱は楕円を呈しており，内部は群生した高輝度の斑点状のエコーを呈する（図14）．またアキレス腱の内外側後方には接線方向にビームの屈折が生じて起こる側方陰影（lateral shadow：LS）というアーチファクトが生じる．

図15 遠位部　アキレス腱（長軸像）

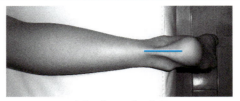

(A) プローブの位置

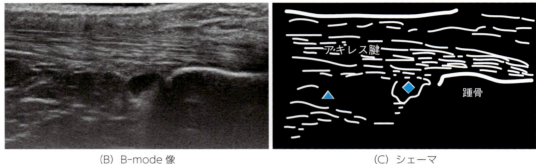

(B) B-mode 像　　　　　　　　　　　(C) シェーマ

▲：Kager's fat pad，◆：retrocalcaneal bursa

- ▶ **プロービングテクニック**：アキレス腱の後方へ長軸方向にプローブをあてる．
- アキレス腱は fibrillar pattern と呼ばれる密で線状の高エコーを呈する（図15）．
- アキレス腱の踵骨付着部近傍の retrocalcaneal bursa はアキレス腱の踵骨付着部と踵骨の後上方角との間に時々コンマの形をした低エコーの構造物として描出される．
- アキレス腱と踵骨の間に Kager's fat pad が存在する．

7 足関節の見え方

1 足関節

- **検査肢位**：坐位あるいは仰臥位で，足関節中間位にする．
- 靱帯付着部の bony landmark を正しく理解し，描出することが，前距腓靱帯（anterior talo-fibular ligament：ATFL）を鮮明に描出するポイントである．以下の3STEP で描出するとよい．

図1 ATFL の描出　STEP1

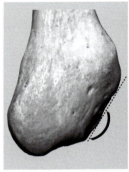
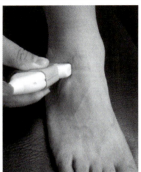

(A) 外果の前下方斜面　　(B) プローブの位置

①外果の前下方斜面（図1-A 破線）の遠位1/2を触知し，プローブをあてる．この時に，足関節の側方からではなく，前方からあてるように気をつける．

足関節の内返し捻挫では，外果（小児では骨端線），前距腓靱帯，踵腓靱帯，前下脛腓靱帯，二分靱帯，第5中足骨基部の損傷などを観察します．健側と比較することが大切です．

図2 | ATFLの描出 STEP2

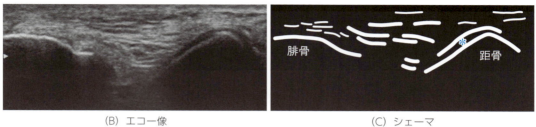

(A) 滑車のとがった山（CT）

(B) エコー像　　　(C) シェーマ

＊：関節軟骨

②約90度の角度をなす距骨滑車と側壁のとがった山を描出する（図2）．距骨の斜面には，低エコーを呈する関節軟骨が観察される．

図3 | ATFLの描出 STEP3

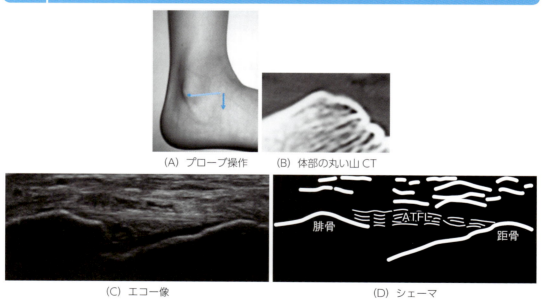

(A) プローブ操作　(B) 体部の丸い山 CT

(C) エコー像　　　(D) シェーマ

③外果側のプローブ端を支点として扇状にプローブを回転させ，距骨の山が丸みを帯びた距骨体部を描出すると，fibrillar pattern を呈する ATFL が描出される（図3）．

図4 ストレス検査

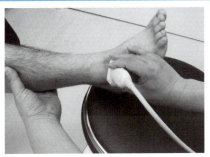

(A) エコーを用いたストレス検査

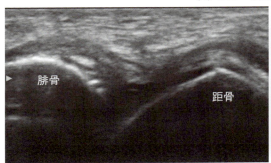

(B) 前距腓靱帯損傷（ストレスなし）

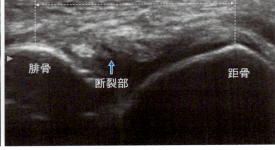

(C) 前距腓靱帯損傷（ストレスあり）

▶ **ストレス検査**：図4-A のように椅子の上に踵をのせ，bony landmark（腓骨と距骨）に注意して ATFL を描出する．

次に下腿を上に持ち上げたり，下腿前面を下方に押すことにより検者1人で前方引き出しテストが可能になる．ATFL が緩んでいたり，断裂していると bony landmark の距離が広がる（図4）．

7 足関節の見え方

2　外側走査

図5　CFL 近位（短軸像）

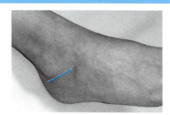

(A) プローブの位置

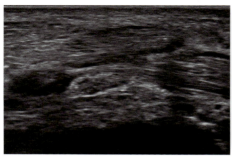

(B) B-mode 像

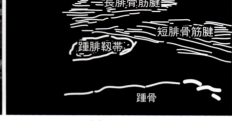

(C) シェーマ

▶ **プロービングテクニック**：外果の下方に短軸方向にプローブをあてる．
- 長腓骨筋腱と短腓骨筋腱の深層に卵円形の高エコーを呈する踵腓靱帯（calcaneofibular ligament：CFL）が観察される（図5）．

疲労骨折は骨の局所に軽微なストレスが繰り返して生じるものですが，エコーを用いると単純X線写真よりも早く疲労骨折を発見できます．

7 足関節の見え方

図6　CFL遠位（短軸像）

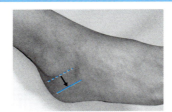

(A) プローブの位置

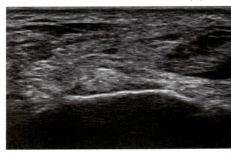

(B) B-mode像

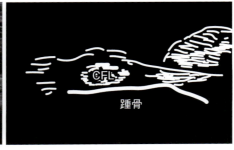

(C) シェーマ

- **プロービングテクニック**：CFL近位短軸のプローブ位置（図6-A破線）から遠位方向にプローブを平行移動する．
- CFLが踵骨へ付着している状態が観察される．

図7　CFL（長軸像）

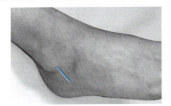

(A) プローブの位置

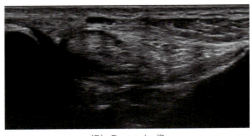

(B) B-mode像

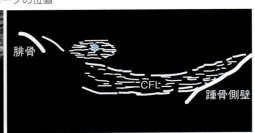

(C) シェーマ

＊：短腓骨筋腱

▶ **プロービングテクニック**：CFL を短軸で画面中央に描出した状態から，プローブを 90 度回転させ長軸像を描出する．
- 腓骨と踵骨側壁の間に fibrillar pattern を呈する CFL が観察される（図 7）．CFL の腓骨側は異方性のため低エコーを呈している．

| 図 8 | 踵立方関節（長軸像） |

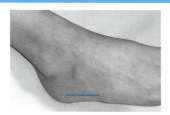

(A) プローブの位置

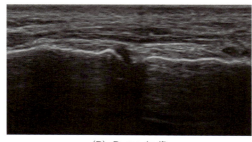

(B) B-mode 像

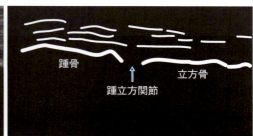

(C) シェーマ

▶ **プロービングテクニック**：足底に近い位置で，足底に平行にプローブをあてる．
- 踵骨と立方骨の間に，踵立方関節が観察される（図 8）．

図9 踵骨前方突起（長軸像）

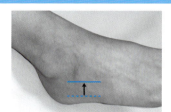

(A) プローブの位置

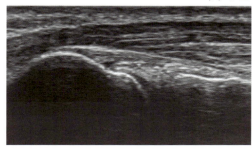

(B) B-mode 像

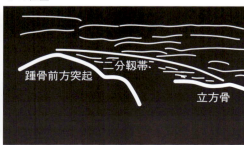

(C) シェーマ

▶ **プロービングテクニック**：踵立方関節のプローブ位置（図9-A破線）から足背方向にプローブを平行移動する．
● 踵骨前方突起と立方骨間の二分靱帯が観察される．

図10 第5中足骨基部（長軸像）

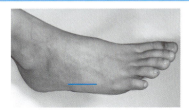

(A) プローブの位置

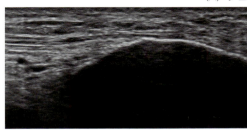

(B) B-mode 像

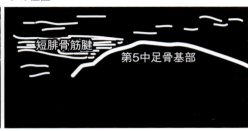

(C) シェーマ

▶ **プロービングテクニック**：第5中足骨基部に，足底と平行にプローブをあてる．
- 第5中足骨基部に付着する短腓骨筋腱が観察される（図10）．

3 内側走査

図11 三角靱帯（脛踵部長軸像）

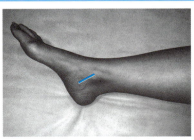
(A) プローブの位置

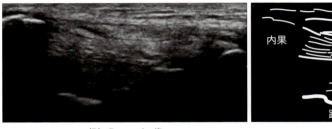
(B) B-mode像

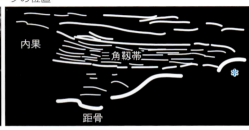
(C) シェーマ

＊：載距突起

▶ **検査肢位**：足関節内果が上を向くように"frog-leg"肢位にすると観察しやすい（図11-A）．
▶ **プロービングテクニック**：触診で足関節内果と載距突起（踵骨）を触れ，その間にプローブをあてる．
- 内果と載距突起の間にfibrillar patternを呈する三角靱帯（脛踵部）が観察される（図11）．

図12 足根管（短軸像）

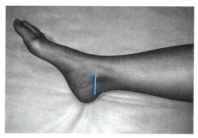
(A) プローブの位置

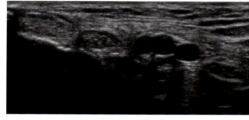
(B) B-mode 像

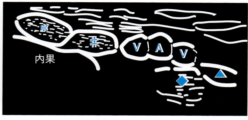
(C) シェーマ

＊：後脛骨筋腱，＃：長趾屈筋腱，A：後脛骨動脈，
V：後脛骨静脈，▲：脛骨神経，◆：長母趾屈筋

- **検査肢位**：図 11-A と同じ．
- **プロービングテクニック**：プローブを内果から後方に向けてあてる．
- 内果の表面には後脛骨筋腱と長趾屈筋腱が観察される（図 12）．
- 足根管内には後脛骨動脈の拍動が観察でき，隣に後脛骨静脈が観察される．
- 後脛骨動静脈の近傍にブドウの房状の断面を呈する脛骨神経が観察される．
- 長母趾屈筋を同定するためには，被検者に母趾を動かしてもらうと容易に同定できる．

図13 後脛骨筋腱（長軸像）

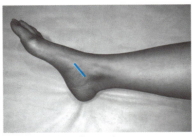

(A) プローブの位置

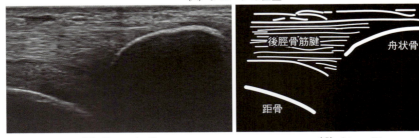

(B) B-mode 像　　　(C) シェーマ

- **検査肢位**：図 11-A と同じ．
- **プロービングテクニック**：舟状骨を触診し，その近位にプローブをあてる．
- 皮下に fibrillar pattern を呈し，舟状骨内側後方に付着する後脛骨筋腱が観察される（図 13）．

運動器エコーをマスターするための早道は，運動器の正常エコー解剖，正確な解剖学的知識と触診術，詳細な整形外科学の知識を身につけること，そして臨床の場でどんどん使うことが大切です．

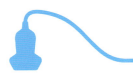

索引

欧文

A
A1 pulley ･･････････････････････････････ 40

B
bony landmark ････････････････ 9, 59, 61

D
DIP 関節 ････････････････････････････ 43

F
fascicular pattern ･･････････････････ 15
fibrillar pattern ････････ 5, 6, 7, 9, 10, 17, 26, 29, 38, 40, 42, 46, 47, 48, 50, 56, 58, 60, 64, 66, 68

G
Guyon 管 ･･･････････････････････････ 37

K
Kager's fat pad ･･････････････････････ 58

L
Lister 結節 ･････････････････ 31, 32, 33, 34

M
meniscus homologue ･･･････････････ 36
metacarpal-phalangeal joint (MCPJ)
  ･･････････････････････････････ 38, 39, 40
middle facet (MF) ････････････ 18, 19, 20
MP 関節 ･･･････････････････････････ 40, 42

O
osborne 靱帯 ･････････････････････････ 28

P
peribursal fat ･････････････････････････ 17
PIP 関節 ･･････････････････････････ 42, 43

R
retrocalcaneal bursa ･･･････････････････ 58

S
superior facet (SF) ･･･････････ 18, 19, 20

V
volar plate ･････････････････････････ 38, 40

和文

あ
アキレス腱 ････････････････････ 56, 57, 58
アキレス腱炎 ････････････････････････ 7
アキレス腱断裂 ･･･････････････････････ 9
アコースティックシャドウ ･･････････････ 7

い
異方性（anisotropy）･･････････････ 6, 9, 64

う
羽状筋 ･･････････････････････････････ 3

お
横手根靱帯 ･････････････････････ 15, 37
横靱帯 ･････････････････････････････ 16
音響陰影 ････････････････････････････ 7

か
外果 ････････････････････････････ 59, 60, 62
回外筋（supinator：Sp）･･････････････ 30
外側上顆 ･････････････････････････････ 29
外側走査 ･･････････････････････････ 50, 62
外側側副靱帯（lateral collateral ligament：LCL）･････････････････････････････ 50
外側半月板 ･････････････････････････ 50
鵞足 ･･･････････････････････････････ 49
下腿 ････････････････････････････ 53, 54
下腿三頭筋 ･･･････････････････････････ 54
滑車 ･･････････････････････････････ 24
滑膜ヒダ ･･･････････････････････････ 23
関節窩 ････････････････････････････ 20
関節唇 ････････････････････････････ 20
関節軟骨 ･･･････････････････････････ 11

き
偽神経腫 ･･････････････････････････ 15

棘下筋 20
棘下筋腱（infraspinatus：ISP） 18
棘上筋 18
棘上筋腱（supraspinatus：SSP） 18
距骨 60
距骨体部 60
筋外膜 4
筋周膜 4
筋束 4
筋損傷 4
筋肉 3
筋膜 4

● け
脛骨 56
脛骨神経（tibial nerve：TN） 51, 67
脛骨粗面 47
結節間溝内 16
腱 5
腱炎 7
肩甲下筋腱 17
腱鞘 6
腱断裂 9
肩峰後角 20

● こ
後果 56
後脛骨筋（tibialis posterior：TP） 53
後脛骨筋腱 67, 68
後脛骨静脈 67
後脛骨動脈 67
後十字靱帯（posterior cruciate ligament：PCL） 52
鉤状結節 26
鉤状突起 25
鉤突窩 22, 25
後方走査 20, 51, 54
骨棘 14
骨折 1
骨端線 2, 24
骨端線損傷 2

固有小指伸筋腱（extensor digiti minimi：EDM） 33, 34

● さ
載距突起 66
三角筋 20
三角骨 36
三角靱帯 66
三角線維軟骨複合体（triangular fibrocartilage complex：TFCC） 36

● し
示指伸筋腱（extensor indicis proprius：EIP） 33
膝蓋下脂肪体（Hoffa fat pad） 46
膝蓋腱 5, 46, 47
膝窩筋腱 50
膝窩静脈（popliteal vein：PV） 51
膝窩動脈（popliteal artery：PA） 51
膝関節 48, 50, 51
脂肪体 23, 25
尺側手根 27
尺側手根屈筋（flexor carpi ulnaris：FCU） 27, 28
尺側手根伸筋腱（extensor carpi ulnaris：ECU） 34
尺側伸筋腱溝 34
尺側側副靱帯 36
尺骨 36
尺骨鉤状結節 26
尺骨神経 27, 28, 37
尺骨動脈 37
終止伸筋腱 43
舟状骨 35, 36, 37, 68
舟状骨結節 35, 37
手関節 31, 35
手根管 37
手根管症候群 15
手指 31, 38
踵骨 58, 63, 64
踵骨前方突起 65

硝子軟骨 …………………………………………… 11
小頭 ………………………………………… 22, 23
踵腓靱帯 (calcaneo-fibular ligament：CFL)
　　　　　　　　　　　　　　　　… 62, 63, 64
上方走査 …………………………………………… 18
踵立方関節 ……………………………………… 64, 65
上腕 ……………………………………………… 21
上腕骨 …………………………………………… 21, 22
上腕骨小頭骨軟骨障害 …………………………… 12
上腕骨頭 …………………………………………… 20
上腕骨内側上顆 …………………………………… 26
上腕動脈 …………………………………………… 24
上腕二頭筋長頭腱 ………………………………… 17
伸筋区画 …………………………………………… 31
神経周膜 …………………………………………… 15
神経上膜 …………………………………………… 15
神経束 ……………………………………………… 15
深指屈筋 (flexor digitorum profundus：
　　FDP) ……………………………… 39, 40, 41
深膝蓋下滑液包 …………………………………… 47
靱帯断裂 …………………………………………… 10

●す
ストレス検査 ……………………………………… 61

●せ
正中神経 ………………………………… 14, 15, 24, 37
石灰性腱炎 ………………………………………… 7
線維軟骨 …………………………………………… 13
前距腓靱帯 (anterior talo-fibular ligament：
　　ATFL) ……………………………… 59, 60, 61
浅指屈筋 (flexor digitorum superficialis：
　　FDS) ……………………………… 39, 40, 41
前斜走線維 (anterior oblique ligament：
　　AOL) …………………………………… 26
前上腕回旋動脈 ………………………………… 16, 17
浅層線維 ………………………………………… 48, 49
前方 ………………………………………………… 53
前方走査 ………………………………………… 16, 21

●そ
総指伸筋 (腱) (extensor digitorum commu-
　　nis：EDC) ……………………… 29, 30, 33, 42
足関節 ……………………………………………… 59
側方陰影 (lateral shadow：LS) …………… 57
足根管 ……………………………………………… 67

●た
第 1 区画 ………………………………………… 31, 36
第 2 区画 ………………………………………… 31, 32
第 3 区画 ………………………………………… 31, 32
第 4 区画 …………………………………………… 33
第 5 区画 ………………………………………… 33, 34
第 5 中足骨基部 ………………………………… 65, 66
第 6 区画 …………………………………………… 34
短橈側手根伸筋 (腱) (extensor carpi radialis
　　brevis：ECRB) ……………………… 29, 30, 32
短腓骨筋腱 ……………………………………… 62, 66
短母指伸筋腱 (extensor pollicis brevis：
　　EPB) ……………………………………… 31

●ち
肘関節 ……………………………………………… 22
肘部管 ……………………………………………… 27
長趾屈筋 (flexor digitorum longus：FDL)
　　……………………………………………… 53
長趾屈筋腱 ………………………………………… 67
長橈側手根伸筋 (腱) (extensor carpi radialis
　　longus：ECRL) ……………………… 30, 32
長腓骨筋腱 ………………………………………… 62
長母指外転筋腱 (abductor pollicis longus：
　　APL) ……………………………………… 31
長母趾屈筋 ………………………………………… 67
長母趾屈筋 (flexor hallucis longus：FHL) 56
長母指屈筋腱 (flexor pollicis longus：FPL)
　　………………………………………… 38, 39
長母指伸筋腱 (extensor pollicis longus：
　　EPL) ……………………………………… 32

●と
橈骨 ………………………………………………… 30
橈骨窩 …………………………………………… 22, 23
橈骨茎状突起 ……………………………………… 31
橈骨頭 …………………………………………… 23, 24

72

橈骨動脈 36
豆状骨 37

● な

内果 66, 67, 68
内側上顆 26, 28
内側走査 48, 66
内側側副靱帯（medial collateral ligament：MCL） 26, 48, 49
内側頭 54
内側半月板 48

● に

二分靱帯 65

● は

ハニカム状 15
パラテノン 5
半月脛骨靱帯（meniscotibial ligament：MTL） 48
半月大腿靱帯（meniscofemoral ligament：MFL） 48
半月板 13
半月板損傷 13

● ひ

腓骨 64

腓腹筋 54, 55
腓腹筋外側頭 54
腓腹筋内側頭 55
ヒラメ筋 55, 56

● ふ

ブドウの房状 15, 27, 28, 67

● へ

変形性関節症 12
変形性膝関節症 11, 14

● ほ

紡錘状筋 3
母指 38, 39
骨 1

● ま

末梢神経 14, 15

● り

離断性骨軟骨炎 12
立方骨 64, 65

● れ

裂離骨折 10

● わ

腕尺関節 25
腕橈関節 23, 24

© 2019　　　　　　　　　　　　　　　　　　　第1版発行　2019年2月22日

みるみる見える　超入門
Dr. 高橋の運動器エコー技塾

|検印省略|　　　　　著者　　　　髙　橋　　　周|

発行者　　　　林　　　峰　子
発行所　　　　株式会社 新興医学出版社
〒113-0033　東京都文京区本郷6丁目26番8号
電話　03（3816）2853　　FAX　03（3816）2895

（定価はカバーに表示してあります）

印刷　三報社印刷株式会社　　ISBN978-4-88002-775-3　　郵便振替　00120-8-191625

- ・本書の複製権・翻訳権・上映権・譲渡権・公衆送信権（送信可能化権を含む）は株式会社新興医学出版社が保有します。
- ・本書を無断で複製する行為（コピー，スキャン，デジタルデータ化など）は，著作権法上での限られた例外（「私的使用のための複製」など）を除き禁じられています。研究活動，診療を含み業務上使用する目的で上記の行為を行うことは大学，病院，企業などにおける内部的な利用であっても，私的使用には該当せず，違法です。また，私的使用のためであっても，代行業者等の第三者に依頼して上記の行為を行うことは違法となります。
- ・JCOPY〈出版者著作権管理機構　委託出版物〉
本書の無断複製は著作権法上での例外を除き禁じられています。複製される場合は，そのつど事前に，出版者著作権管理機構（電話 03-5244-5088, FAX 03-5244-5089, e-mail：info@jcopy.or.jp）の許諾を得てください。